APPEL

A

L'INSTITUT-NATIONAL,

Du Jugement surpris à sa classe des Sciences Physiques et Mathématiques, par *FOURCROY* et ses *Agens*.

INTERJETÉ

PAR LE DOCTEUR SACOMBE,

Médecin - Accoucheur, Professeur de l'art des Accouchemens et Membre de la Société libre des Sciences, Belles - Lettres et Arts de Paris, séante au Louvre.

Discite justitiam moniti.

A PARIS,

CHEZ { MARET, DESENNE et DURAND, Libraires, au Jardin-Égalité.
Et tous les marchands de nouveautés.

L'AN V.

AVIS.

Ouvrages du même Auteur.

Le Médecin-Accoucheur, *in*-12 de 310 pages; 1791.
Avis aux Sages-Femmes, *in*-8º. de 120 pages; 1792.
La Luciniade, *in*-8º. de 112 pages; an 1er.
Observations sur la grossesse, le travail et la couche, *in*-8º. de 332 pages; an 2.
Encore une victime de l'opération Césarienne, ou *le Cri de l'humanité*, *in*-8º. de 64 pages; an 4.

A

L'INSTITUT-NATIONAL,

Citoyens,

J'appelle avec confiance à votre tribunal, du jugement inconstitutionnel surpris à votre classe des sciences physiques et mathématiques, par quelques membres de sa section Medico-chirurgicale.

J'ose me flatter que sans avoir égard à cet acte de despotisme littéraire,

A 2

digne fruit des manœuvres du vandale Fourcroy et de ses agens, vous ordonnerez la vérification des preuves physiques, qui servent de base à mon observation *sur la situation et les mouvemens de l'enfant dans la matrice aux différentes époques de la grossesse.*

A cet exemple éclatant de justice et d'impartialité, l'Europe savante, va reconnoître en vous, les régulateurs du génie, les dispensateurs de la gloire, les dépositaires des connoissances humaines, chez le peuple le plus éclairé de l'univers.

Salut, hommage et respect.

SACOMBE, *Médecin-Accoucheur.*

OBSERVATION

ANATOMICO-PHYSIOLOGIQUE,

Sur la situation et les mouvemens de l'enfant dans la matrice aux différentes époques de la grossesse.

Soumise au jugement de l'Institut-National, le 26 prairial, an 4ᵉ.

CITOYENS,

A l'instant physique de la conception, la liqueur prolifique du mâle imprime à l'embrion le mouvement et la vie. Ce nouvel être amphibie, s'agite d'abord dans le fluide qui doit l'environner durant le temps de la grossesse, et jusqu'au troisième mois plutôt ou plus tard, nul obstacle ne s'oppose à ses mouvemens, parce que d'une part, sa prison s'étend à mesure que ses membres se développent, et que de l'autre la liqueur de l'*amnios* est en assez grande quantité pour qu'il puisse y nager librement. Mais lorsque le fœtus est trop grand pour se mouvoir en tout sens, il prend dans la matrice la situation la plus naturelle et conséquemment la plus favorable, la plus analogue à sa propre structure et à celle du viscère destiné à conserver durant neuf mois, le dépôt précieux que la nature lui a confié.

Couché sur le dos dans l'excavation du grand bassin, la tête vers l'une des fosses iliaques et et les fesses vers l'autre, le fœtus durant les cinq ou six deniers mois de la grossesse exécute avec la plus grande liberté, tous les mouvemens nécessaires à son accroissement, c'est-à-dire, au développement progressif de toutes ses parties. En effet, les os du bassin lui fournissant deux points d'appui, il peut se soulever de bas en haut ou se balancer de droite à gauche et réciproquement. Ses extrémités supérieures ont la faculté de se déployer en tout sens, tandis que ses extrémités inférieures peuvent se mouvoir par l'extension et la flexion de la jambe sur la cuisse et de la cuisse sur le bas-ventre, sans que ses pieds atteignent le fond de la matrice.

Dans la grossesse de jumeaux, l'un des deux enfans à sa tête placée dans la fosse iliaque droite et les fesses dans la fosse iliaque gauche, tandis que l'autre a sa tête dans la fosse iliaque gauche et ses fesses dans la fosse iliaque droite, ainsi les extrémités inférieures et supérieures de chaque enfant étant opposées les unes aux autres, les jumeaux peuvent se mouvoir à la fois avec d'autant plus de liberté, que la nature dont la sagesse est infinie a voulu que chaque embrion fécondé dans la matrice eût son cordon ombilical, ses eaux et ses membranes particulières, en sorte que chacun d'eux peut se mouvoir dans le fluide qui lui est propre sans que l'un gêne les mouvemens de l'autre.

Gardez-vous de penser, citoyens, que le vain plaisir d'innover m'engage à hasarder un sentiment contraire à toutes les idées reçues jusqu'à ce jour sur la situation et les mouvemens de l'enfant dans la matrice. Loin de moi ces vains écarts d'une imagination exaltée, qui tels que les éclairs ne nous éblouissent un moment que pour nous replonger dans l'horreur des ténèbres, image fidelle des prestiges de l'erreur et des préjugés. J'aspire à une gloire plus solide, celle de reculer les bornes de mon art, en triomphant d'une erreur qui s'opposa trop long-temps à ses progrès. Mais je me flatterois en vain d'atteindre ce but, si je ne fesois passer dans votre ame cette conviction intime qui seule peut entraîner vos suffrages et mettre le sceau à une vérité que je vais étayer des preuves physiques et morales les plus satisfaisantes. Et d'abord, il suffit de jeter un coup-d'œil anatomique sur la configuration du bassin d'une femme et d'examiner le rapport de ses dimensions avec celles du corps du fœtus, pour se convaincre que la nature la destiné à servir de berceau à l'enfant pendant les cinq ou six derniers mois de la grossesse.

1°. La largeur du bassin supérieur ou grand bassin d'une femme, de la crête d'un des os des îles à l'autre est ordinairement de dix à douze pouces, ce qui égale la longueur de l'enfant, prise depuis le sommet de la tête, jusqu'à *l'anus*. En effet, en prenant quatre pouces pour la cuisse et quatre pouces pour la jambe, nous aurons en tout dix-huit pouces te me moyen de la taille d'un enfant de neuf mois.

2°. Les fosses iliaques concaves semblent moulées sur la convexité de la tête et des fesses de l'enfant.

3°. La situation relative du bassin est telle que le *sacrum* est beaucoup plus élevé postérieurement que ne le sont les *pubis* antérieurement, d'où résulte un plan incliné d'arrière en avant, sur lequel l'enfant retenu par les muscles abdominaux et notamment par les muscles droits, fatigue moins sa mère que si le poids de son corps portant sur un plan horizontal eût répondu au centre du bassin.

4°. Le bassin de la femme est beaucoup plus large que celui de l'homme, conséquemment les têtes des deux fémurs sont plus distantes l'une de l'autre et par-là même plus éloignées du centre de gravité. De cette plus grande largeur du bassin, résultent chez le sexe deux inconvéniens que je dois faire observer en faveur de mon opinion. Le premier est de rapprocher l'un de l'autre les condyles internes des fémurs, qui se servent mutuellement d'appui, pour suppléer à la foiblesse des extrémités inférieures qui se trouvant trop écartées l'une de l'autre, ne pourroient isolées, soutenir parallèlement le poids du tronc; de-là cette difformité qu'on désigne vulgairement par la dénomination

de *genoux cagneux*, difformité très-ordinaire
au sexe et presque générale aux petites filles
allaitées à Paris, où les mères nourrices et
les *bonnes* ont à la fois l'imprudence et la
folle vanité de faire marcher les nourrissons
long-temps avant l'époque à laquelle ces petits
êtres pourroient impunément faire les premiers
essais de leurs forces. Je ne saurois donc trop
exhorter les nourrices naturelles et mercenaires
à ne faire marcher ou à ne placer debout devant un meuble, les enfans du premier âge,
que lorsque leurs extrémités inférieures ont
acquis assez de force, pour soutenir le
poids du tronc ; je puis même attester d'après
l'expérience, que les petits enfans qu'on couche sur le dos et qu'on laisse se rouler à leur
gré sur un tapis, marchent beaucoup plutôt
que ceux qu'on fatigue et qu'on énerve par
des exercices précoces, observation qui vient
à l'appui de mon opinion *sur la situation et
les mouvemens de l'enfant dans la matrice*.

Le second inconvénient qui résulte de la
plus grande largeur du bassin chez les femmes,
est de les rendre moins stables sur leurs jambes
et très-sujettes aux chûtes pendant la grossesse.
Or, à quelle autre cause pourroit-on raisonnablement imputer cette différence essentielle
dans la structure du bassin des deux sexes,
si ce n'est à l'indispensable nécessité où s'est
trouvée la nature de donner à la fois aux deux
bassins de la femme, toute l'amplitude qu'exi-
geoient d'une part le grand bassin, pour la
situation et les mouvemens de l'enfant dans la
matrice durant la grossesse, et de l'autre, le

petit bassin pour la facilité de l'expulsion ou de l'extraction de ce même enfant au terme de l'accouchement.

5°. L'iliaque, muscle large, épais et rayonné, dont la figure approche de celle d'un éventail, qui remplit toute la fosse iliaque, est un double oreiller, dont l'un soutient la tête et l'autre les fesses du fœtus.

6°. Le psoas qui s'étend depuis la partie latérale de la région des lombes, jusqu'au petit trocanter du fémur, le *psoas*, dis-je, qui à raison de ses usages, est presque toujours en contraction, fait au bord du détroit supérieur l'office de deux sangles continuellement tendues, lesquelles de concert avec le muscle iliaque qui partage leurs fonctions, soutiennent le poids de l'enfant et forment un plan incliné d'arrière en avant, à la faveur du quel son corps peut glisser et se porter vers la partie antérieure de la région hypogastrique à mesure que la saillie du *sacrum* oblige la matrice de se porter en avant, tandis que ce viscère et l'enfant renfermé dans sa cavité sont retenus antérieurement comme je l'ai déjà dit, par tous les muscles abdominaux et notamment par les muscles droits dont les attaches supérieures et inférieures, la direction, la force, les intersections tendineuses indiquent assez les usages auxquels la nature les a destinés.

7°. On a cru jusqu'à ce jour que les ligamens de la matrice n'avoient d'autres usages que de rapprocher ce viscère de la partie inférieure lors de l'union de l'homme et de la femme, d'empêcher ce même viscère de vaciller, enfin de s'opposer à ses diverses obliquités, sur-tout dans les derniers mois de la grossesse. Mais un examen plus attentif de la structure et des attaches de ces ligamens, m'a convaincu qu'ils ont des fonctions plus importantes à remplir relativement à la situation de l'enfant dans le sein de sa mère. En effet, les ligamens larges en abandonnant à son élasticité naturelle le fond de la matrice, retiennent ses parties latérales sur les fosses iliaques et par leur seule force d'inertie donnent à ce viscère la forme d'un œuf, dont une extrémité répond à la tête et l'autre aux fesses de l'enfant couché transversalement sur son dos, dans l'excavation du grand bassin, tandis que les ligamens ronds concourent au même but en empêchant le fond de la matrice de s'élever trop haut dans la cavité de l'abdomen.

8º. Le *placenta* le plus souvent adhérent au fond de la matrice concourt par son poids à maintenir ce viscère dans sa forme ovoïde et le suc nourrioier élaboré dans sa substance en découle naturellement jusqu'à l'enfant par le moyen du cordon ombilical.

9º. La vessie dont le fond s'élève jusqu'au détroit supérieur du bassin, comprimée par le tronc de l'enfant, prend à cette hauteur la forme d'un barrillet dont la convexité soutient les reins de l'enfant et dont l'élasticité seconde tous ses mouvemens.

10º. Tout corps élastique qui par l'effet d'une compression plus ou moins violente a perdu sa configuration naturelle, a besoin pour se rétablir dans son état primitif d'un espace de temps proportionné à la force de ressort de ses parties élémentaires. Cette loi mécanique qui ne sauroit être contestée vient à l'appui de mon observation sur la situation de l'enfant dans la matrice. En effet l'enfant immédiatement après sa naissance doit nécessairement se maintenir plus ou moins de temps dans l'attitude qu'il a gardée pendant les cinq ou six derniers mois de la grossesse. Or, l'expérience est en ceci parfaitement d'accord avec le principe. Il n'est point d'accoucheur qui n'ait eu occasion d'observer que les nouveau-nés restent constamment couchés sur le dos, les jambes fléchies sur les cuisses, et les cuisses sur le bas-ventre sans se plaindre, tandis qu'ils poussent les hauts cris lorsqu'on veut redresser leur extrémités inférieures pour donner à leur corps la rectitude qui lui convient.

11°. Si l'on veut observer attentivement et à nud, le ventre d'une femme enceinte de sept à huit mois, on se convaincra à la vue et au toucher, 1°. que les mouvemens sont constamment sensibles dans l'une ou l'autre partie latérale de l'abdomen. 2°. Qu'un de ses côtés est toujours plus volumineux que l'autre, ce qui prouve que la tête du fœtus qui est toujours plus volumineuse que les fesses est située dans l'une des fosses iliaques. Si la quantité extraordinaire des eaux de *l'amnios* ou l'excès d'embonpoint de la femme enceinte rendoient l'épreuve douteuse, on feroit mettre la femme enceinte à genoux. Dans cette situation si pénible pour les femmes grosses, parce que tous les muscles du bas-ventre et des cuisses sont à la fois en contraction, on verra les muscles droits partager la cavité abdominale en deux portions dont l'une sera plus sensiblement volumineuse que l'autre, tandis que dans la grossesse de jumeaux, les deux régions latérales de l'abdomen offriront chacune une éminence formée par la tête de chaque enfant.

12º. Enfin la structure même du corps humain démontre seule que la situation sur le dos, les jambes ployées sur les cuisses et les cuisses sur le bas-ventre est la plus favorable, non-seulement au fœtus dans le sein de sa mère, mais aux enfans du premier âge et aux adultes épuisés de fatigue. En effet, le tronc humain suivant la remarque judicieuse des plus célèbres anatomistes, physiciens et naturalistes, a une ressemblance frappante avec la structure d'un vaisseau dont les flancs répondent à la carène comme les côtes répondent à la colonne vertébrale sur laquelle l'enfant peut se mouvoir dans les eaux de *l'amnios* comme un vaisseau à l'aide de sa carène se balance et se meut sur les flots.

Rodéric de Castro, à qui *Zacutus Lusitanus*, son compatriote et son contemporain, a donné le surnom de Phénix de la médecine, *Rodéric* voulant donner aux mères nourrices des préceptes sur l'éducation physique des enfans à la mamelle s'exprime en ces termes; *Quandiu lactatur infans, in dorsum recumbat, est enim dorsum tanquam*

*in navi carina totiús corporis basis ac fun-
damentum.* Durant tout le cours de l'allaitement
il faut coucher un enfant sur le dos, car telle
que la carène dans un vaisseau l'épine dorsale
est la base et le soutien de tout le corps.

Cette faculté qu'a l'embrion de nager d'abord
librement dans les eaux de l'amnios et sa situation transversale sur le dos, dans l'excavation du grand bassin durant les cinq ou six
derniers mois de la grossesse, nous servent
à rendre raison des principaux phénomènes
dont on chercheroit en vain ailleurs la cause.

PREMIER PHÉNOMÈNE : *Pourquoi les
deux ou trois premiers mois de la grossesse
sont-ils plus orageux que les mois suivans ?*

Parce que tant que l'embrion suspendu par
le cordon ombilical nage librement dans les
eaux de l'amnios, la femme enceinte doit
éprouver des malaises, des maux de tête, des
nausées, des vomissemens, attendu que ces secousses continuelles quoique insensibles irritent
le systême nerveux, et de la matrice centre de
toutes ses affections, cette irritation se propa-
geant sympatiquement dans toute l'économie,
produit chez la femme qui l'éprouve l'effet du
mouvement d'un vaisseau sur des personnes
qui quoique robustes ne peuvent en supporter
le roulis, ni s'accoutumer aux mouvemens de
la voiture la mieux suspendue, tandis qu'elles
bravent impunément les rudes secousses d'un
charriot. Mais dès que le fœtus devenu trop
grand pour nager librement dans les eaux de
l'amnios se repose sur son dos dans l'excavation du grand bassin, tous les accidens fâ-

cheux doivent disparoître ou diminuer sensiblement ; 1° parce que le fœtus se dédom-
mage de ses longues fatigues, par un sommeil
presque continuel ; 2° parce que le cordon
ombilical assez long pour se prêter à tous les
mouvemens, n'est plus tiraillé par l'enfant ;
3° parce qu'à cette époque la femme enceinte a
eu le temps de se débarrasser ou par le vomis-
sement, ou par d'autres évacuations de la sur-
abondance de sérosités dont ses premières voies
étoient surchargées, à raison de la pléthore hu-
morale, causée par l'excès du suc nourricier
qui reflue de la matrice vers les organes su-
périeurs de la mère, lorsque la conception a
eu lieu à une époque très-éloignée de la der-
nière éruption des règles (1).

Il ne faut donc plus s'étonner que les mouvemens insensibles du fœtus troublent davantage
l'économie, affectent plus le système nerveux
chez la femme enceinte que les mouvemens
sensibles, puisque les premiers sont continuels et
agitent à la fois la masse entière de eaux de
l'*amnios* , tandis que les seconds sont peu fré-
quens et n'affectent à la fois que le seul point de
la matrice frappé par la colonne d'eau qu'agite
tel ou tel membre de l'enfant.

Je ne prétends pas dire que les mouvemens
continuels de l'embrion suspendu par le cordon
ombilical et nageant dans les eaux de l'*amnios*,
soient la cause première des maladies du premier temps de la grossesse ; je dis seulement, que

---

(1) Voyez mes *Observations Médico - Chirurgicales*,
page 76.

les mouvemens continuels de l'embrion sont la cause seconde de ces mêmes maladies, dont j'ai démontré ailleurs la cause première.

SECOND PHÉNOMÈNE: *Pourquoi l'enfant dans la matrice croit-il de dix-huit pouces en neuf mois, tandis que depuis l'instant de sa naissance, jusqu'à l'âge de vingt-cinq ans, ce même sujet ne croît que de quatre pieds, en supposant même qu'il parvienne à la taille de cinq pieds six pouces?*

L'enfant dans le sein de sa mère croît de quinze à vingt-un pouces en neuf mois : prenons le terme moyen ; l'enfant qui a crû de dix-huit pouces en neuf mois dans la matrice, s'il croissoit dans la même proportion jusqu'à l'âge de vingt-cinq ans, parviendroit à la taille de six cens pouces ou de cinquante pieds. Cette prodigieuse différence entre l'accroissement du fœtus et celui de l'adulte, ne peut à mon avis être raisonnablement imputée, relativement au fœtus, 1° qu'à l'avantage de sa situation dans la matrice ; 2° qu'à la faculté qu'il a de se mouvoir dans ce viscère; 3° enfin, qu'à la souplesse que donne à tous les points de la surface de son corps, et sur-tout à ses articulations, la liqueur chaude et mucilagineuse de *l'amnios ;* et relativement à l'adulte, la lenteur et la différence de son accroissement me paroissent ne pouvoir être attribuées qu'à la compression de l'air atmosphérique, à la situation perpendiculaire à l'horizon , au poids du tronc sur les extrémités inférieures, à l'affaissement des solides et à l'épaississement de la liqueur synoviale dans les articulations.

Rien ne prouve tant la vérité de ces assertions, à l'égard de l'adulte, que la rapidité avec laquelle l'accroissement a lieu accidentellement, après une maladie qui a réduit le sujet à garder le lit pendant quelque temps. On a vu de jeunes convalescens dont la taille s'est accrue de plusieurs pouces en moins d'un mois, quoique réduits, à raison de leur état, à une diète très-sévère.

TROISIÈME PHÉNOMÈNE : *Pourquoi peu de jours avant l'accouchement une femme enceinte se sent – elle plus légère et paroît-elle moins grosse qu'auparavant ?*

Parce que la matrice parvenue au plus haut degré d'expension, tend à se rétablir dans son état primitif. Alors les fibres de ce viscère à l'aide du *stimulus* qui les agace, se contractent, réagissent simultanément sur les corps étrangers renfermés dans sa cavité, et les font céder à ses efforts. Les fibres circulaires de la matrice en se contractant, tendent nécessairement à d'écrire des lignes droites, et donnent à ce viscère une forme ovoïde dont l'axe est perpendiculaire à l'horizon, de transversal qu'il étoit, et c'est sur ce corps ovoïde doué de forces éminament expulrices, que l'enfant, le *placenta* et les eaux sont contrains de se mouler. La tête plus pesante que le reste du corps, vient le plus souvent se placer au bord du détroit supérieur du bassin, tandis que les pieds repondent au fond de la matrice. Cette nouvelle situation de l'enfant produite par la seule réaction de ce viscère, doit soulager la femme enceinte, puisque la matrice par sa réaction sur

B

l'enfant, partage en quelque sorte le fardeau dont la mère supportoit seule tout le poids, et en diminue le volume par ses contractions, ce qui fait dire à la femme qu'elle est plus légère et que son ventre baisse, parce que l'enfant qui avant ce changement de situation occupoit transversalement toute l'étendue de la région hypogastrique et jouissoit de la liberté de ses mouvemens, se trouve pour ainsi dire pelotonné par la matrice et situé perpendiculairement à l'horizon, la tête plongée dans le grand bassin et les pieds comprimés par le fond de ce viscère qui cherche à l'expulser.

Quatrième Phénomène : *Pourquoi les anatomistes et les accoucheurs les plus célèbres, en pratiquant l'opération césarienne, n'ont-ils jamais trouvé l'enfant couché sur le dos dans l'excavation du grand bassin, mais au contraire la tête ou les pieds à l'orifice de la matrice, c'est-à-dire, dans une situation perpendiculaire à l'horizon ?*

Parce que l'opération césarienne n'a pu être pratiquée que durant le *travail* de l'enfantement, ou immédiatement après la mort violente d'une femme enceinte. Or, dans l'un et l'autre cas, l'enfant n'a pu se trouver couché sur le dos, puisque cette situation que je dis être la plus favorable à son développement dans le sein de sa mère, cesse d'avoir lieu à l'instant physique où la matrice réagit sur le corps de l'enfant, réaction qui seule constitue le *travail* de l'enfantement naturel ou laborieux. On n'est donc pas plus fondé à conclure que la situation naturelle de l'enfant dans la matrice est celle

qu'on a observé constamment lors de la pratique de l'opération césarienne sur la femme
morte ou vivante, qu'on ne seroit en droit de
conclure que l'homme est né pour cheminer la
tête en bas et les pieds en haut, parce qu'on a
observé que dans les chûtes violentes, il se
laisse choir la tête la première.

A mon sentiment sur la situation et les mouvemens de l'enfant dans la matrice, opposons
celui des naturalistes, accoucheurs et anatomistes les plus célèbres.

« Avant la fin du troisième mois, dit *Buf-
« fon* (1), la tête est courbée en avant, le
« menton posé sur la poitrine ; les genoux sont
« relevés, les jambes repliées en arrière, sou-
« vent elles sont croisées et la pointe du pied est
« tournée en haut et appliquée contre la cuisse,
« de sorte que les deux talons sont fort près
« l'un de l'autre, quelquefois les genoux s'élè-
« vent si haut qu'ils touchent jusqu'aux joues.
« Les jambes sont pliées sous les cuisses et la
« plante du pied est toujours en arrière. Les
« bras sont abaissés et repliés sur la poitrine ;
« l'une des mains souvent toutes les deux, tou-
« chent le visage, quelquefois elles sont fer-
« mées ; quelquefois aussi les bras sont pendans
« à côté du corps. Le fœtus prend aussi des
« situations différentes de celles-ci. Lorsqu'il est
« prêt à sortir de la matrice, long-temps aupa-
« ravant, il a ordinairement la tête en bas et
« la face tournée en arrière, et il est naturel

---

(1) Histoire Naturelle, *in*-4°, tom. II pag. 385.

« d'imaginer qu'il peut changer de situation à
« chaque instant. »

« Lorsque la grossesse est plus avancée, dit
« le citoyen *Sabatier* (1), on trouve que le
« fœtus a la tête penchée en devant, l'épine
« du dos courbée dans le même sens, les cuisses
« et les jambes pliées, de sorte que ses talons
« s'approchant des fesses, les bouts de ses pieds
« sont en dedans, ses bras sont fléchis et ses
« mains près des genoux. Il a pour lors l'épine
« du dos tournée vers celle de la mère, la tête
« en haut, la face en devant et les pieds en bas.
« Enfin, vers les derniers mois, c'est-à-dire,
« vers la fin du huitième, *il fait la culbute* et
« pour lors la tête se porte en bas du côté de
« l'orifice de la matrice et sa face est en arrière.
« Ce mouvement peut être attribué à la pesan-
« teur de la tête du fœtus, laquelle devient
« plus grande de jour en jour et l'entraîne dans
« la situation la plus favorable à la sortie de
« la matrice. »

» On croyoit encore généralement, il y a
» peu d'années, dit Charles *White*, mon il-
» lustre instituteur (2), que le fœtus étoit assis
» dans la matrice, ayant la tête tournée vers
» le fond de ce viscère, et la face vers le
» ventre de la mère; qu'il conservoit cette at-
» titude jusqu'au huitième ou au neuvième
» mois, ou même jusqu'à ce que le *travail*
» commençât; qu'au huitième mois, au plus
» tard, la tête devenant plus lourde que le

---

(1) Traité d'anatomie, tom. II, pag. 486.
(2) Observations, pag. 312.

» reste du corps, et spécialement plus pesante
» que le fluide dans lequel nage le fœtus, se
» tournoit elle-même en bas vers l'orifice de
» la matrice, la face regardant le dos de la
» mère, et qu'elle restoit dans cette position
» jusqu'à ce que le *travail* commençât, et la
» poussât au-dehors dans la même direction.

» Les dissections fréquentes, ajoute le même
» auteur, ont montré des enfans dans des
» positions différentes, ce qui a occasionné
» différentes opinions : mais le plus grand
» nombre de cas, particulièrement ceux dont
» on a pris connoissance depuis quelques an-
» nées, paroissent favoriser cette opinion ;
» savoir, que l'enfant dans tous les cas natu-
» rels, depuis l'instant de la conception jus-
» qu'à l'accouchement, a la tête placée en bas,
» les fesses et les pieds tournés vers le fond
» de la matrice, un de ses côtés vers le dos
» de la mère, et l'autre vers le ventre. »

Ce seroit vouloir grossir inutilement un ouvrage, que de rapporter sur ce point le sentiment d'un plus grand nombre d'auteurs, qui
tous, aux termes près, assignent au fœtus
dans la matrice des mouvemens et des attitudes
semblables à celles que nous venons de décrire.

Il seroit difficile, pour ne pas dire impossible, d'imaginer des situations plus pénibles;
et l'on a de la peine à se persuader que la
nature ait voulu assujétir le fœtus à garder,
durant plusieurs mois, dans le sein de sa mère,
des situations dans lesquelles l'adulte le plus
vigoureux auroit de la peine à se maintenir
pendant quelques minutes : en admettant même

leur possibilité, ces situations répugneroient à la raison et à l'expérience, qui nous apprennent que l'état de gêne est un obstacle au développement de nos facultés physiques ; j'ajouterai, et de nos facultés morales. En effet, l'esprit et le corps ne peuvent se développer que dans une athmosphère libre. Le fœtus ainsi ployé, et plus pesant dans les derniers mois de la grossesse que les eaux de l'*amnios*, porteroit nécessairement sur l'orifice interne de la matrice ; chacun de ses mouvemens occasionneroit la dilatation des fibres de ce même orifice ; au moindre faux pas une femme enceinte courroit risque d'avorter ; toutes les fois qu'elle voudroit se pencher en avant pour ramasser quelque chose, le poids de l'enfant occasionneroit le tiraillement douloureux des ligamens de la matrice, et alors la contraction la plus violente des muscles droits ne pourroit s'opposer à la chûte de l'enfant jusque sur les genoux de la mere. Le fœtus, dans ces prétendues situations, a besoin de se retourner pour présenter la tête à l'orifice de la matrice, au terme de l'accouchement naturel : or, de quelle manière se retourne-t-il ? pourquoi ne se retourne-t-il pas dans les premiers mois de la grossesse, puisque sa tête est toujours spécifiquement plus pesante que le reste du corps ? Ce n'est pas tout, dans la grossesse de jumeaux, les deux enfans font-ils la *culbute* à la même époque, ou l'un des deux attend-il pour la faire que l'autre soit sorti de la matrice ? Enfin, si quelques modernes refusent d'admettre la *culbute* des anciens, qu'ils nous disent du moins quel nom ils prétendent donner au déplacement qu'exige cette nouvelle situation du fœtus dans la matrice?

Toutes ces difficultés, si je ne m'abuse, disparoissent devant mon observation : tous ces problêmes trouvent leur solution dans la nouvelle situation que j'assigne au fœtus dans la matrice, et qui me paroît être la plus satisfaisante, non parce qu'elle est le fruit de mes recherches et le résultat de vingt années d'expérience, mais parce qu'elle est devenue pour moi la clef de tous les phénomènes de la grossesse , dont j'avois long - temps en vain cherché la cause.

Le peintre du cœur humain, l'auteur sublime du Misanthrope, *Molière*, pour bien juger de l'effet et de la vérité de ses tableaux, les exposoit d'abord aux yeux de sa servante. A l'exemple de ce grand homme, je me suis donné le plaisir de lire à des femmes simples, et par - là même plus près de la nature, mon observation sur la situation et les mouvemens de l'enfant dans la matrice, et j'ai eu plus d'une fois la satisfaction d'entendre dire : *Mais vous ne m'apprenez rien de nouveau, n'est-ce pas ainsi que l'enfant se meut et qu'il est situé dans la matrice ?* — Non, leur disois-je, tous les auteurs assurent que l'enfant est debout ou assis dans la matrice, la tête penchée en avant, etc. — *Ils sont dans l'erreur*, me disoit l'une, *ce n'est pas ainsi que je le sens. Tâtez*, me disoit l'autre, *voici sa tête sur le côté*, etc. En un mot, toutes sembloient avoir connu avant moi la situation que j'ai observé le premier, tant elle leur paroissoit naturelle. Or, en ceci comme en toutes choses, on peut dire avec Cicéron (1) : Le consentement unanime de tous, est la voix de la nature et la preuve de la vérité. *In re omni consentio firma omnium, est vox naturæ et argumentum veritatis.*

En remontant jusqu'à la source d'une erreur consacrée par l'observation des anatomistes et des accoucheurs les plus célèbres, j'ai cru trouver la cause de leur sentiment sur la situation de l'enfant dans la matrice, dans l'opinion religieuse et les cérémonies funèbres d'un peuple sauvage de l'Amérique.

Laborde, dans sa relation des Caraïbes, s'exprime en ces termes : « Après qu'un Ca-
» raïbe est mort, on met son cadavre dans un
» puits d'environ quatre pieds de diamètre et
» de six à sept pieds de profondeur ; il est
» accroupi, les coudes sur les genoux ; les
» paumes de ses mains soutiennent ses joues,
» ou ses mains sont croisées sur sa poitrine. »

Rochefort, dans son histoire des Antilles, après avoir rapporté le même fait, ajoute :
« Les Caraïbes donnent pour raison de cette
» situation du cadavre, dans leurs cérémonies
» funèbres, que le corps du défunt doit être
» placé dans le sein de la terre, mère com-
» mune des humains, dans la même atti-
» tude où il est dans le sein de sa mère na-
» turelle. »

D'où je conclus que les anatomistes Caraïbes,

---

(1) *De natura num.* 43 et 44.

ainsi que les anatomistes Européens , ayant observé, dans l'ouverture des cadavres des femmes enceintes mortes durant le travail ou de mort violente, que l'enfant étoit accroupi la tête ou les pieds en bas, dans une situation perpendiculaire à l'horison , pensèrent que cette attitude étoit la plus naturelle, la plus favorable au fœtus, et conséquemment que l'homme devoit sortir de la vie situé de la même manière qu'il y étoit entré.

Je pense, au contraire, en me résumant , que l'enfant a trois situations successives dans la matrice, à trois différentes époques de la grossesse; savoir, 1° qu'il nage librement dans les eaux de l'*amnios* tant que ses membres peuvent s'y développer sans obstacles, ce qui a lieu durant les trois premiers mois de la grossesse ; 2° que, devenu trop grand pour s'étendre librement, il se couche sur le dos dans l'excavation du grand bassin, et se meut en liberté dans cette nouvelle situation durant les cinq ou six derniers mois de la grossesse; 3° enfin, qu'il prend la situation propre à son expulsion ou à son extraction hors de la matrice, à l'instant physique de la réaction de ce viscère, soit dans l'accouchement précoce, soit dans l'accouchement à terme, naturel ou laborieux.

Tel est, citoyens , mon sentiment *sur la situation et les mouvemens de l'enfant dans la matrice aux différentes époques de la grossesse.* C'est à vous de prononcer : l'interprète de la nature, qui consacra ses veilles au soulagement de l'humanité souffrante, ne

peut avoir, après le témoignage de sa cons-
cience, de récompense plus flatteuse de ses
travaux que le suffrage honorable d'une société
savante, amie des arts, de la nature et de
l'humanité.

EXTRAIT

Des registres de la classe des Sciences Physiques et Mathématiques; séance du 11 messidor an 4.

Le citoyen *Sabatier* (1) lit le rapport suivant :

Nous avons été chargés, le citoyen *Hallé*
et moi, de rendre compte à l'Institut-National
d'un mémoire qui lui a été présenté par le
citoyen *Sacombe*, médecin-accoucheur et professeur de l'art des accouchemens, *sur la situation et les mouvemens de l'enfant dans
la matrice, aux différentes époques de la
grossesse ;* nous allons lui faire connoître ce
que ce mémoire contient, et le jugement que
nous croyons devoir en porter.

L'opinion, généralement adoptée, sur la situation de l'enfant contenu dans la matrice,
est qu'il est dans une situation à-peu-près
verticale, la partie postérieure de son corps

____

(1) Chirurgien en chef de la maison nationale des Invalides,
et Professeur de l'école de Santé de Paris.

tournée en arrière, le tronc et la tête courbés en devant, et les quatre extrémités autant fléchies qu'elles puissent l'être, avec cette seule différence que le plus grand nombre croit que la tête est en devant et en-haut jusqu'au dernier terme de la grossesse, temps où sa pesanteur l'entraîne en-bas, et fait faire la *culbute* à l'enfant, pendant que d'autres pensent que sa tête est constamment en arrière et en-bas, et la partie postérieure de son corps en devant.

Le citoyen *Sacombe*, pense au contraire qu'au de-là du terme de trois mois, l'enfant est couché en travers, sa tête et ses fesses logées dans l'excavation que présentent les os des îles, le corps courbé en devant et les membres dans le plus grand état de flexion.

La disposition du bassin plus large chez les femmes que chez les hommes; la manière dont il est matelassé par les muscles iliaques et psoas; l'inclinaison du plan qui passe par l'ouverture de son détroit supérieur, et qui se trouvant plus élevé en arrière qu'en devant, vient se terminer aux muscles du bas-ventre, lesquels doivent supporter une partie du poids de l'enfant; la commodité de la situation dans laquelle celui-ci se trouve et qui lui permet d'exécuter librement le peu de mouvemens dont il est susceptible; la ressemblance de cette situation avec celle où les enfans nouveaunés semblent être le plus à l'aise; l'accroissement exclusif qu'ils prennent pendant le temps qu'ils passent dans la matrice; la comparaison de cet accroissement avec celui que les jeunes gens malades prennent quelquefois lorsqu'ils sont obligés de demeurer long-temps couchés et quelques autres raisons de la même espèce, paroissent au citoyen *Sacombe*, autant de preuves de l'opinion qu'il cherche à établir. S'il y a deux enfans, l'un a la tête dans la fosse iliaque droite et l'autre dans la gauche. A l'instant de l'accouchement les fibres de la matrice stimulées, se contractent et tendent à se redresser, en sorte que ce viscère couché entravers se relève et que la tête de l'enfant se présente en bas.

Le citioyen *Sacombe*, trouve dans l'opinion qu'il émet l'explication de plusieurs phénomènes dont il pense qu'on ne peut rendre raison dans l'autre. Mais celle-ci paroît appuyée sur des faits, au lieu que la sienne ne l'est que sur des présomptions, et sur une suite de preuves en quelque sorte morales qui auroient besoin d'être confirmées par des preuves physiques. Nous jugeons en conséquence, que l'institut doit l'engager à s'en procurer, ce qui doit lui être d'autant moins difficile qu'il exerce l'art des accouchemens. Si l'ouverture d'une certaine quantité de femmes mortes enceintes lui fait voir que l'enfant est constamment placé dans la situation qu'il lui attribue, il ne restera aucun doute sur la vérité de son opinion et les physiciens s'empresseront de l'adopter.

La classe approuve le rapport et en adopte les conclusions. Certifié conforme à l'original.

A Paris, ce 21 messidor, an 4me.

Signé, *Lacépède*, secrétaire.

RÉCLAMATIONS

A la classe des Sciences Physiques et Mathématiques de l'Institut-National, contre un rapport fait par le citoyen Sabatier *, le* 11 *messidor, an* 4.

Citoyens,

Je connois trop le prix du temps et l'importance de vos fonctions pour m'être permis de vous présenter une observation anatomique dénuée de preuves physiques, sans lesquelles mon sentiment *sur la situation et les mouvemens de l'enfant dans la matrice aux différentes époques de la grossesse*, ne seroit qu'un rêve, vain fruit de l'imagination de son auteur. Voici les propres expressions de mon mémoire.

Art. XI.

Si l'on veut observer attentivement et à nud le ventre d'une femme, etc. (1).

Cette preuve physique, dont les citoyens commissaires n'ont pas cru devoir faire men-

____

(1) Voyez art. XI du Mémoire , pag. 12.

tion dans leur rapport, est si frappante qu'il
est impossible de ne pas se rendre à son évidence

J'observerai même en sa faveur que le sens
du tact est moins infidèle que celui de la vue.
En effet, l'œil peut, à quelque distance, nous
tromper au point de nous offrir rond un corps
qui est carré, et réciproquement, tandis qu'il
est physiquement impossible de confondre au
tact un corps rond et solide, tel que la tête
de l'enfant, avec les fesses que je dis être
placées dans la fosse iliaque opposée.

Les preuves physiques résultant de l'ouverture des femmes mortes enceintes ne peuvent être exigées par l'Institut-National, puisque
un état naturel, tel que la situation de l'enfant dans la matrice, cesse évidemment d'a-
voir lieu à l'instant physique de la mort du
sujet ; et alors, ainsi que je l'ai prouvé par la
structure même de la matrice, ses fibres circulaires, tendant à décrire des lignes droites,
l'enfant, par le seul effet de l'irritabilité in-
hérente à ce viscère, doit sur-le-champ prendre
la situation dans laquelle on l'a toujours trouvé, situation naturelle sans doute, et propre
à son expulsion ou à son extraction durant
le travail, mais opposée à celle que je prouve
physiquement avoir lieu durant la grossesse.

Ce n'est donc point à l'aide du scalpel ; mais
le flambeau du génie à la main, que l'anatomie pourra se flatter de prendre à cet égard
la nature sur le fait dans son impénétrable
sanctuaire.

J'ose attendre de la justice de l'Institut-

National, et de son zèle à propager les lumières, qu'il voudra bien prendre en considération mes justes réclamations, et m'admettre à la preuve physique, qui seule peut dissiper les doutes que le rapport de ses commissaires a dû nécessairement faire naître sur la vérité de mon opinion. Paris, ce 26 messidor, an quatrième.

EXTRAIT

Des registres de la classe des sciences physiques et mathématiqurs ; séance du 11 thermidor an quatrième.

Le citoyen *Hallé* (1) lit le rapport suivant :

Le citoyen *Sacombe* a adressé à l'Institut des réclamations contre le rapport que nous avons fait sur un mémoire intitulé, *Observation sur la situation et les mouvemens de l'enfant dans la matrice, aux différentes époques de la grossesse.*

Dans ce mémoire, l'intention du citoyen *Sacombe* étoit de démontrer que quand l'enfant a pris un accroissement, tel qu'il ne peut plus flotter librement dans les eaux de l'*amnios*, il se place dans la matrice, couché sur

____

(1) Professeur de l'Ecole de Santé de Paris.

le dos de manière à avoir la tête dans une des fosses iliaques, et les fesses dans l'autre.

La preuve la plus directe que le citoyen *Sacombe*, donne de son opinion , est conçue en ces termes :

Art. XI.

Si l'on veut, dit - il, *observer attentivement et à nud le ventre d'une femme , etc.* (1).

Ce passage, qui ne nous a point échappé, comme paroît le croire le citoyen *Sacombe*, et qu'il regarde comme contenant une preuve physique de la plus entière évidence en faveur de son opinion, nous a paru présenter seulement les motifs d'une présomption, et non les fondemens d'une démonstration complette. En conséquence nous avons invité l'auteur à réunir une somme de preuves moins contestables, que pourroit peut-être lui fournir un exercice très-étendu de l'art des accouchemens.

Deux considérations sur-tout ont déterminé notre opinion à cet égard. Nous avons pensé premièrement que les observations d'un grand nombre d'anatomistes sur la figure de la matrice et la position de l'enfant, et celles spécialement de *Hunter*, faites dans tous les temps de la grossesse, depuis l'époque présumée de la conception qui, en présentant l'enfant dans plusieurs positions différentes, ne le présentoient jamais dans celle qu'annonce le citoyen *Sacombe*,

---

(1) Voyez art. XI du Mémoire page 12.

autorisoient à opposer quelques doutes à la théorie de celui-ci; nous avons cru, en second lieu, que les obstacles que rencontre le tact pour distinguer la véritable position du fœtus au milieu d'un organe distendu par les eaux de l'*amnios*, considérablement épaissi dans ses parois, recouvert des enveloppes abdominales, ne permettoient qu'un sentiment équivoque de la situation de l'enfant dans le sein maternel. Les erreurs commises dans le diagnostic de la gestation des jumeaux, ainsi que le témoignage des hommes les plus exercés dans l'art des accouchemens, nous ont confirmé dans l'idée de cette incertitude.

A la vérité, quant à l'objection tirée des observations anatomiques, le citoyen *Sacombe* assure que, à quelque époque de la grossesse que ce soit, et quelque rapide et instantanée que soit la mort de la mère, au moment de cette mort, les fibres circulaires de la matrice se contractent, changent la situation du fœtus, et par-là présentent à l'anatomiste l'enfant dans la situation la plus favorable à son expulsion, et non dans celle qu'il garde dans les autres temps de la grossesse. Nous n'examinerons pas ici si, dans les ouvertures faites à différentes époques, l'enfant se trouve toujours dans la direction la plus propre à l'expulsion. Il suffiroit, en effet, au citoyen *Sacombe*, pour infirmer la preuve anatomique, que la position de l'enfant, quelle qu'elle soit au moment de la mort de la mère, fût différente de sa situation dans le temps de la gestation. Cela peut être, le citoyen *Sacombe* l'assure, nous l'ignorons ; en l'admettant avec lui, il resteroit encore à prouver que la situation qu'il décrit est vraiment celle qui a lieu aux époques indiquées. Nous avons dit quelles raisons nous empêchoient de regarder à cet égard sa démonstration comme complette, et nous persistons dans notre doute.

Il demande à être admis à la preuve ; sa demande est juste ; mais l'importance qu'il attache à l'établissement de son opinion, et l'impossibilité de rester seuls juges d'une question dans laquelle le citoyen *Sacombe* a réclamé contre un rapport motivé par nous, nous détermine à demander que les membres de l'Institut, instruits en anatomie, veuillent bien se joindre à nous, pour, conformément à la demande du citoyen *Sacombe*, juger de la certitude des signes propres à déterminer la véritable situation de l'enfant dans les différentes époques de la gestation. Signé *Sabatier* et *Hallé*.

La classe déclare qu'elle persiste dans l'adoption des conclusions du premier rapport fait par les citoyens *Sabatier* et *Hallé*.

Certifié conforme à l'original. Signé *Lacépede*, secrétaire.

DÉCLARATION

A la classe des sciences physiques et mathématiques de l'Institut-National, par le docteur Sacombe, médecin-accoucheur, et professeur de l'art des accouchemens.

CITOYENS,

En rendant un hommage sincère et solemnel aux talens et aux vertus de la majorité des membres composant la première classe de l'Institut-National, je prends la liberté de lui déclarer, pour l'intérêt des sciences et par amour de la vérité, que je proteste contre le refus par elle fait dans la séance du 11 thermidor, de constater la certitude des preuves physiques qui servent de base à mon observation *sur la situation et les mouvemens de l'enfant dans la matrice, aux différentes époques de la grossesse.*

Ce refus inconcevable, s'il n'étoit évidemment le fruit des préjugés et de l'inexpérience de vos commissaires dans l'art des accouchemens, ne peut qu'avoir été surpris à votre religion, puisqu'il est contraire à l'esprit de la plus noble, de la plus sainte des institutions, et à l'article 298 de l'acte constitutionnel qui la consacre, et dont voici le texte :

« Il y pour toute la république un Institut-
» National, chargé de recueillir les découvertes,
» de perfectionner les arts et les sciences. »

Si j'attachois autant d'importance à mon
opinion, que l'ont prétendu vos commissaires
Sabatier et *Hallé*, partisans religieux de la
secte des *culbuteurs*, je pourrois aujourd'hui,
la constitution à la main, leur prouver qu'ils
ont violé ce *palladium* sacré de la liberté,
cette égide de la raison contre les préjugés ;
je pourrois leur prouver que le moyen de
perfectionner les sciences n'est point de repousser indécemment de leur sanctuaire,
l'homme qui vient y déposer, avec une humble
confiance, le fruit de ses veilles et d'une longue
expérience ; enfin, je pourrois leur prouver que
le moyen de constater une découverte, n'est
pas de dérober dans un premier rapport la
connoissance des preuves physiques offertes
par l'auteur, et de substituer dans un second
rapport leurs propres doutes aux observations
de celui qui les soumit de bonne foi à l'examen des dépositaires de la science, chargés
par la nation d'encourager et non de dédai-
gner ses efforts.

Mais, lassé d'une lutte aussi scandaleuse
qu'affligeante pour les vrais amis des arts et
de l'humanité, je déclare à la première classe
de l'Institut-National,

1°. Que je renonce au droit incontestable que
j'aurois d'exiger la vérification des faits soumis
à son examen ;

2°. Que je retire mon mémoire ;

3°. Que je vais donner à la présente déclaration toute la publicité que réclame mon honneur compromis par son refus;

4°. Que je desire, pour les progrès des sciences et le bien de l'humanité, d'être le seul qui puisse me plaindre avec raison que la première classe de l'Institut national semble vouloir accréditer les erreurs de ses membres, et leur donner un brevet exclusif de génie, en repoussant la vérité de son sein. Paris, ce 4 fructidor an quatrième.

LETTRE

De l'auteur au citoyen Lacépède, se-crétaire de la première classe de l'Institut-National.

Veuillez, citoyen, mettre le comble à vos bontés, en exhumant des cartons de la première classe de l'Institut mon nouveau-né, qui y gît enseveli, et que j'espère rappeler à la vie, malgré les efforts que les citoyens *Sabatier* et *Hallé* ont fait pour l'étouffer : ma reconnoissance sera sans bornes, ainsi que les sentimens d'estime et d'affection avec lesquels j'ai l'honneur d'être, etc.

RÉPONSE

Du citoyen Lacépède à la lettre ci-dessus.

Je voudrois bien pouvoir faire tout ce que vous désirez, mais les règles qui nous dirigent s'y opposent. Je ne puis, citoyen, que vous faire parvenir la copie certifiée de votre mémoire, que je joins à ma lettre, l'original devant être conservé dans le secrétariat de l'Institut. Agréez mes regrets. Signé *Lacépède*, secrétaire, le 5 fructidor an quatrième.

MOTIFS

Qui ont déterminé le Vandale Fourcroy et ses Agens à surprendre, contre l'auteur, le jugement inconstitutionnel, de la classe des sciences physiques et mathématiques.

En soumettant mon mémoire au jugement de l'Institut, j'ai dû me dire et je me suis en effet dit à moi-même : Ou mon observation est vraie, ou elle est fausse ; si elle est vraie, l'Institut me saura gré sans doute de mon em-

pressement à lui communiquer une découverte qu'il eût été de son devoir, aux termes
de la constitution, de venir plus tard recueillir
lui-même dans mes ouvrages, pour la trans-
mettre à la nation dont il est l'organe. Si, au
contraire, mon observation est fausse, qui
mieux que l'Institut peut me prouver qu'au
lieu de la vérité je n'ai saisi que son ombre,
et m'encourager à de nouveaux efforts, par
l'espoir d'un plus heureux succès.

J'ose donc me glorifier de n'être pas du
nombre de ces auteurs à qui l'amour-propre
fascine les yeux, au point qu'ils se persuadent
avoir toujours raison ; mais je m'honore d'être
de la classe de ceux qui, forts de l'expérience
et de l'observation, pensent avoir raison,
jusqu'à ce qu'on leur ait démontré qu'en effet
ils ont tort.

Eh ! certes, exiger d'un auteur qu'il donne des
preuves physiques qu'il a démontré lui être
physiquement impossible de fournir, et re-
fuser de l'admettre à la preuve physique qui
seule peut démontrer la vérité de son opinion,
après avoir reconnu la justice de sa demande,
et cela sous le vain prétexte que *Hunter* et
Sabatier n'ont pas observé ce que l'auteur se
flatte d'avoir observé le premier, ce n'est pas
vouloir le convaincre qu'il a tort, c'est au
contraire lui donner à entendre qu'on seroit
fâché qu'il eût raison, c'est donner à entendre
que l'institut-National a déjà consacré cette
maxime odieuse et si chère aux défuntes aca-
démies :

Et nul n'aura d'esprit, que nous et nos amis.

Je ne pourrois sans injustice supposer une pareille intention à la majorité des membres composant la première classe de l'Institut-national. Le jugement qui en est émané est donc l'ouvrage de quelques individus, qui, comptant sur mon profond respect pour l'Institut, ont cru pouvoir satisfaire impunément leurs petites passions aux dépens de la vérité.

Leur attente sera déçue, et l'injure qu'ils ont voulu me faire va retomber sur eux. Mon cœur n'est pas fait pour la vengeance, mais je sens que l'excès d'indulgence accroît de jour en jour le nombre et l'audace de mes ennemis. L'abeille n'a point de fiel, mais la nature l'arma d'un dard pour repousser au besoin les frélons audacieux qui voudroient envahir sa ruche ou dégrader le fruit de ses travaux.

Le citoyen Pelletan (1) rechercha jadis mon amitié. Son enthousiasme pour moi le porta à m'offrir un appartement dans la maison qu'il occupoit alors rue de Touraine, fauxbourg Germain ; je devois y disposer, en maître plutôt qu'en ami, de sa table, de sa bibliothèque, de ses gens : le grade de chirurgien, le titre de membre de l'académie royale de chirurgie, devoient sous ses auspices m'être conférés sans le moindre sacrifice pécuniaire. De tant d'offres généreuses, je ne voulus accepter que celle de consacrer gratuitement, chez moi, quelques instans de loisir à l'éducation physique de son fils.

---

(1) Membre de l'école de Santé de Paris, et chirurgien en chef du grand Hospice d'Humanité.

A l'époque où je vivois familièrement avec Pelletan en 1789, j'avois chez moi, pour raison de santé, le ci-devant marquis de Valady, mon ami intime, depuis membre de la convention nationale, et l'une des victimes du 31 mai. Ce jeune homme, plein d'esprit et doué d'un cœur excellent, avoit eu plusieurs fois occasion de s'appercevoir que Pelletan avoit pour les médecins une telle antipathie, que le seul nom d'*Hippocrate* lui donnoit des crispations nerveuses.

Un jour que *Pelletan* vint dîner chez moi, *Valady* l'entretint, en mon absence, de la supériorité que la médecine, dans tous les siècles, avoit eu sur la chirurgie. Voilà mon homme atteint d'un accès de frénésie. J'arrive; au sourire de *Valady*, à l'œil étincelant de *Pelletan*, je devinai sans peine le sujet de la conversation. En vain je veux la détourner par le récit de la nouvelle du jour; *Pelletan* se met à vomir les injures les plus grossières, les plus nauséabondes, contre la médecine et contre les médecins. *Valady* et moi rimes long-temps de son délire; mais enfin, impatienté de l'entendre déraisonner de la sorte, je lui décoche plaisamment un trait qui le perça si vivement, qu'il perdit soudain l'usage de la parole.

Le lecteur me permettra de ne pas satisfaire le desir qu'il a peut-être d'entendre ce trait satirique, de peur de rouvrir une blessure que le temps a sans doute cicatrisée.

Pelletan, morne et rêveur, dîna d'asser mauvaise grace, bouda comme un enfant, et, sans prendre congé, s'enfuit et court encore.

Trois mois après cette époque, *Pelletan*, pour se venger d'un vain sarcasme, qu'il avoit provoqué lui-même par sa dégoûtante vanité, me fit une injure de la nature de celles qu'un homme ne peut jamais se flatter de faire impunément à son semblable.

Une jeune et jolie dame de haut parage, dont *Pelletan* soignoit l'époux malade, se chargea d'être médiatrice entre le chirurgien et le médecin, « Sa grace est dans vos yeux, » madame, lui dis-je, *Pelletan* est plus une » femme qu'un homme ; je lui pardonne en » faveur de son sexe. »

Je n'aurois pas fait mention de *Pelletan* dans cette circonstance, si le besoin de bavarder ne l'eût engagé à combattre mon opinion dans une des séances de l'Institut, sans avoir saisi l'état de la question, comme ses collègues le lui firent observer.

Le citoyen *Sabatier*, que je ne connoissois que par ses ouvrages, dans lesquels il a consacré la *culbute* et la *superfétation*, systêmes renouvellés des Grecs ; le citoyen *Sabatier* vint chez moi le 2 floréal an 4, pour me supplier d'engager le citoyen *Vasseur*, dont l'épouse étoit tombée sous le couteau césarien le 17 ventôse précédent, de se contenter de 6,000 liv. mandats, pour éviter de donner de l'éclat à une affaire que ce patriarche de la chirurgie qualifia, avec juste raison, d'*affaire horrible*. Je répondis au citoyen *Sabatier* que le citoyen *Vasseur* étoit bien le maître de vendre à son gré le sang de son épouse ; mais que, quant à moi, je ne balançais pas l'intérêt de deux individus ignorans ou capables, avec l'intérêt sacré de l'humanité.

Si le citoyen *Sabatier* n'eût pas conservé quelque ressentiment du peu de succès de sa démarche, se seroit-il chargé, le 6 prairial suivant, du rapport d'un mémoire dans lequel il devenoit à-la-fois juge et partie, puisque mon sentiment est diamétralement opposé au sien ? Non sans doute, la délicatesse qui le caractérise, s'il eût fait taire la passion, l'auroit engagé à se récuser.

Le citoyen *Hallé* n'a pas eu peut-être des dispositions plus favorables à mon égard, que ceux de ses collègues de la section Médico-Chirurgicale dont j'ai à me plaindre ; mais comme je n'ai que des doutes sur la pureté de ses intentions, je lui sais gré d'avoir su du moins allier dans son rapport (1) l'apparence de la justice avec la reconnoissance qu'il doit au citoyen *Fourcroy*, dont il est la créature.

Fourcroy, génie malfaisant, dont tant de savans modestes et vertueux éprouvent en tous lieux, et depuis si long-temps, la funeste influence, sans que les replis tortueux de ce magique serpent viennent jamais frapper leurs sens attentifs et toujours prêts à le saisir ; *Fourcroy* ne me pardonnera jamais d'avoir dit hautement que son plan d'organisation des écoles de santé n'est pas en entier son ouvrage ; que ce qu'il renferme de vicieux peut bien être de lui, mais que tout le reste il l'a pris,

---

(1) Il demande à être admis à la preuve, sa demande est juste ; mais, etc. *Voyez* page 34.

sans me citer dans le discours préliminaire de mon *Médecin-Accoucheur*, publié en 1791.

Fourcroy ne me pardonnera jamais d'avoir dit, dans une société où l'on élevoit des doutes sur la réalité du mérite de ce chymiste, qu'on plaçoit entre *Deyeux* et *Brognard*, après *Guiton-Morveaux*, *Berttholet*, *Darcet*, *Lamarck*, *Sage* et *Chaptal :* « Vous vous trom- » pez; *Fourcroy* n'a pas seulement de la mé- » moire et de l'esprit, il a même du génie, » et, en effet, il a trouvé la *pierre philoso-* » *phale.* — Que prétendez-vous dire? — Faire » imprimer, ajoutai-je, et tirer à 1500 exem- » plaires un ouvrage intitulé *Philosophie chy-* » *mique* aux frais du gouvernement, en vertu » d'un arrêté du comité de salut public dont » on est membre, le distribuer *gratis* aux » élèves de l'école Normale, et s'en faire payer » le prix par le trésor public. Accumuler sur » sa tête, dans un temps de calamité, les trai- » temens de représentant du peuple, de pro- » fesseur de l'école de santé, de membre de » l'institut, etc. etc., n'est-ce point avoir trouvé » le secret de faire de l'or? »

Fourcroy ne me pardonnera jamais d'avoir dit qu'il est indigne d'un membre de l'institut-national, du fondateur des écoles de santé, et sur-tout d'un législateur, de salir les murs de Paris d'une affiche qui le proclame restaura-teur de l'esprit, à trois livres quatre sous par repas; tandis qu'à la honte des sciences, un simple restaurateur du corps fait payer cent sous par tête.

Fourcroy ne me pardonnera jamais de lui

avoir dit devant témoins, un jour qu'il me reprochoit de n'avoir pas su prendre la véritable route de la célébrité. « Ce n'est point à
» la célébrité que je cours, lui dis-je, mais
» à la gloire ; et si je suis assez heureux pour
» y arriver, ce ne sera pas du moins en fou-
» lant aux pieds les cadavres de mes conci-
» toyens. » A ces mots *Fourcroy* ne rougit point, il en a dès long-temps perdu l'habitude; mais la pâleur de son front fit assez juger qu'il regrettoit ces jours où le Génie des arts vit en frémissant son plus cruel persécuteur saisir le sceptre de fer et dégouttant de sang, à peine échappé des mains de Maximilien premier.

Fourcroy ne me pardonnera jamais d'avoir répondu à quelqu'un qui me témoignoit sa surprise de ce que ce *sans-culotte* avoit conseillé à deux de ses collègues, à l'école de santé, de garder le silence relativement au mémoire publié contre eux. « Eh, que diroient
» ces deux *Cèsariens ?* leur silence est mon
» triomphe; mais le morne et profond silence
» de trois mille personnes réunies au *Lycée*
» *des Arts* pour entendre l'éloge funèbre du
» malheureux *Lavoisier*, ce silence fut-il un
» triomphe pour l'orateur (1) ?

Fourcroy ne me pardonnera jamais d'avoir dit que, lorsqu'on a eu la lâcheté de se taire le jour où d'un seul mot on pouvoit sauver la

---

(1) Non sans doute. Ce silence et le juste tribut d'éloges payé au citoyen *Mulot,* furent une double leçon pour l'orateur indiscret qui venoit de violer le *respect dû aux morts.*

vie à un grand homme, on doit savoir du moins l'expier par son silence, laisser en paix ses mânes indignés, et sur-tout ne point envier aux vrais amis des arts le soin religieux de rendre les derniers honneurs dus à la cendre d'un protecteur et d'un père.

Fourcroy ne me pardonnera jamais ..... Que m'importe, pourvu que j'épargne à mon siècle la honte de rougir aux yeux de la postérité, pour avoir confondu l'intrigue avec le mérite, l'audace avec le génie, le vice heureux avec la vertu persécutée.

D'après l'aveu sincère de mes torts envers quelques membres de la section médico-chirurgicale, et leur ressentiment connu à mon égard, il est évident que j'aurois présenté un mémoire, pour prouver que le cœur est situé et se meut dans la région latérale gauche de la poitrine; qu'il n'auroit pas été plus favorablement accueilli que mon observation *sur la situation et les mouvemens de l'enfant dans la matrice.*

En effet (1), *les observations d'un grand nombre d'anatomistes, et celles spécialement de Hunter,* auroient dit les commissaires, *n'ont jamais constaté que le cœur se meut dans les cadavres. Nous avons cru en second lieu,* auroient ajouté les rapporteurs, *que les obstacles que rencontre le tact pour distinguer* le mouvement du cœur *recouvert*

____

(1) Les phrases soulignées depuis ces mots *En effet*, ont été extraites du second rapport des commissaires fait par le citoyen *Hallé. Voyez* page 32 de ce mémoire.

d'une cuirasse osseuse, *ne permettoient qu'un sentiment équivoque* du mouvement de ce viscère dans la poitrine. *En conséquence, nous avons invité l'auteur à réunir une somme de preuves moins contestables, que pourroit peut-être lui fournir un exercice très-étendu de son art.*

Il demande à être admis à la preuve ; sa demande est juste, auroient dit tout haut les rapporteurs, *mais* elle ne lui sera point octroyée, auroient-ils ajouté tout bas, parce que, si par malheur le fait est vrai, comme il est vraisemblable, l'auteur va triompher de nous avoir réduits à la triste alternative, ou de nier la vérité, ou de survivre à notre erreur.

CONCLUSION.

Je conclus à ce qu'il plaise à l'Institut-National faire droit sur l'appel, et, sans avoir égard au jugement inconstitutionnel surpris à sa classe des sciences physiques et mathématiques par *Fourcroy* et ses agens, nommer deux physiciens naturalistes, pour constater les preuves physiques de la découverte soumise à son examen.

DÉCOUVERTE

Du mouvement de rotation-spirale du corps de l'enfant sur son axe, à l'instant physique où il franchit les détroits et l'excavation du petit bassin.

Soumise à l'examen de l'Institut-National, le 28 brumaire an V (1),

Par le Docteur SACOMBE, Méd.-Accoucheur.

Dans l'accouchement naturel, l'enfant, à la faveur des forces éminemment expultrices du viscère qui le renferme, franchit durant le travail les détroits et l'excavation du petit bassin par un mouvement de rotation-spirale, c'est-à-dire, en décrivant une ligne qui commence tantôt au bord interne et moyen de la fosse iliaque gauche, pour se terminer alors à la partie interne et moyenne de la cuisse droite de la mère ; tantôt au bord interne et moyen de la fosse iliaque droite, pour se terminer alors à la partie interne et moyenne de la cuisse gauche de la mère.

---

(1) Reçu du citoyen Sacombe un mémoire qui a pour titre : *Découverte du mouvement de rotation-spirale du corps de l'enfant sur son axe , etc.* A Paris, ce 28 brumaire an V. *Signé* Cardot , commis au secrétariat de l'Institut-National.

Tel est le vœu, tel est le procédé de la nature dont la découverte sera établie sur deux bases inébranlables, l'expérience et l'observation; et d'abord jetons un coup-d'œil anatomique sur le bassin.

Le bassin est cette partie de la charpente humaine qui sert de base au tronc, et qui, après avoir tenu lieu de berceau à l'enfant durant les cinq ou six derniers mois de la grossesse, est destiné à lui livrer passage du sein de sa mère au dehors.

Le bassin proprement dit que je considère ici comme un seul os, quoique formé de quatre pièces osseuses, unies ensemble par des cartilages, le bassin proprement dit se divise lui-même en deux bassins, le grand ou supérieur et le petit ou inférieur, séparés l'un de l'autre par une ligne médiocrement saillante et de figure à peu-près circulaire, qu'on nomme le détroit supérieur.

Le grand détroit ou détroit supérieur forme l'entrée du petit bassin, tandis que le petit détroit ou détroit inférieur, est la sortie de ce même bassin.

Le détroit supérieur et le détroit inférieur ont chacun deux diamètres, c'est-à-dire, deux étendues destinées à livrer passage aux deux diamètres correspondans de la tête de l'enfant à terme.

Des deux diamètres du détroit supérieur, l'un est grand et l'autre est petit; le grand est l'espace compris entre les deux bords inférieurs et moyens des cavités iliaques; le petit est l'étendue qui se trouve entre la saillie du *sacrum*, et le bord interne et moyen de la symphise des pubis.

Des deux diamètres du détroit inférieur, l'un est grand et l'autre petit ; le grand est la distance du coccyx au bord inférieur de la symphise des pubis ; le petit est l'intervalle des tubérosités ischiatiques entre elles.

J'ignore pourquoi la plupart des auteurs de traités d'accouchemens, assignent quatre diamètres au détroit supérieur du bassin. Considéré géométriquement, ce détroit, de forme à peu-près circulaire, peut avoir sans doute autant de diamètres, qu'on peut tirer de lignes droites d'un point quelconque à un point opposé de la circonférence, en passant par le centre; mais considéré anatomiquement, je ne vois point la nécéssité d'assigner au détroit supérieur du bassin, d'autres diamètres que ceux qui indiquent les deux étendues destinées à recevoir le grand et le petit diamètre de la tête de l'enfant, et à lui livrer passage du sein de sa mère au dehors.

Cependant, en premier lieu, à quel usage la nature a-t-elle destiné les deux étendues comprises de la symphise sacro-iliaque droite à l'union iléo-pectinée gauche, et de la symphise sacro-iliaque gauche, à l'union iléo-pectinée droite? En second lieu, pourquoi l'espace compris entre les deux bords inférieurs et moyens des cavités iliaques, forme-t-il en effet le grand diamètre du détroit supérieur du bassin, quoique cet espace soit moins considérable que celui qui constitue chaque diamètre moyen ou oblique ?

C'est de la solution de ces deux problêmes que jaillira le premier trait de lumière propre à nous éclairer sur le mouvement de rotation-spirale du corps de l'enfant dans le bassin; mais avant d'examiner de quelle manière la tête se fraye un passage à travers les détroits, il est essentiel de connoître, et les dimensions du bassin, et le rapport de ses diamètres avec les diamètres de la tête de l'enfant, destiné à le franchir.

Si l'excavation du petit bassin eût été cylindrique, c'est-à-dire, si les diamètres du détroit inférieur eussent été aussi étendus que les diamètres du détroit supérieur; en un mot, si la sortie du petit bassin eût été aussi grande que son entrée, l'enfant n'auroit fait que glisser au passage, et l'accouchement n'eût jamais été laborieux. Mais la perfection de la charpente humaine exigeoit que le petit bassin eût la forme d'un cône dont la base fût en haut et le sommet en bas (1). En effet, il est aisé de se convaincre que si le détroit inférieur eût été aussi grand que le détroit supérieur, les têtes des femurs auroient été beaucoup plus éloignées l'une de l'autre; ainsi les extrémités inférieures, trop écartées du centre de gravité, auroient manqué de solidité pour soutenir le poids du tronc, et la femme n'eût pu se tenir debout, ni faire un seul pas sans s'exposer au danger d'une chûte violente.

Comment la nature a-t-elle suppléé au défaut d'étendue des diamètres du détroit infé-

____

(1) *Voyez* page 8 ligne 20 et suiv.

rieur? 1º. En douant la matrice d'une somme prodigieuse de forces expultrices ; 2º. en rendant la tête de l'enfant susceptible de la plus grande compression ; 3º. en faisant exécuter à l'enfant, à travers les détroits et l'excavation du petit bassin, un mouvement de rotation-spirale, au lieu de l'expulser en ligne droite, procédé que l'art a imité par l'heureuse invention d'un instrument si nécessaire et si connu sous le nom de *vrille*, à l'aide duquel on cherche à vaincre une résistance, avec une puissance bien inférieure à celle qui seroit nécessaire pour percer les mêmes corps en ligne perpendiculaire.

Il résulte de mes observations pelvimétriques,

1º. Que le grand et le petit diamètre du détroit supérieur sont opposés, et forment entr'eux quatre angles droits ;

2º. Que le grand et le petit diamètre du détroit inférieur sont opposés, et forment entr'eux quatre angles droits ;

3º. Que le grand diamètre du détroit supérieur, et le grand diamètre du détroit inférieur, sont opposés, et forment entr'eux quatre angles droits ;

4º. Que le petit diamètre du détroit supérieur, et le petit diamètre du détroit inférieur, sont opposés, et forment entr'eux quatre angles droits ;

5º. Qu'il y a des bassins grands, des bassins moyens et des bassins petits ;

6º. Que le grand diamètre du détroit supérieur a ordinairement cinq pouces d'étendue dans les bassins grands, quatre pouces et demi dans les bassins moyens, et quatre pouces dans les bassins petits;

7°. Que le petit diamètre du détroit supérieur a ordinairement quatre pouces dans les bassins grands, trois pouces et demi dans les bassins moyens, et trois pouces dans les bassins petits;

8°. Que le grand diamètre du détroit inférieur a ordinairement quatre pouces et demi dans les bassins grands, quatre pouces dans les bassins moyens, trois pouces et demi, et le plus souvent trois pouces trois quarts, dans les bassins petits;

9°. Que le petit diamètre du détroit inférieur a ordinairement trois pouces et demi dans les bassins grands, trois pouces un quart dans les bassins moyens, et trois pouces dans les bassins petits;

10°. Que la différence des diamètres du détroit supérieur aux diamètres du détroit inférieur, est d'un pouce d'étendue.

Il résulte de mes observations infantimétriques, que les dimensions de la tête d'un enfant nouveàu-né, à terme, et de la taille de vingt pouces, sont telles,

1°. Que le grand diamètre, pris depuis la symphise du menton jusqu'à l'extrémité postérieure de la suture sagittale, a six pouces;

2°. Que le petit diamètre, pris du bord externe et moyen d'une arcade zigomatique à l'autre, a trois pouces et demi;

3°. Que la largeur du corps, mesurée d'une épaule à l'autre, est toujours égale au grand diamètre de la tête, à l'instant physique de la plus grande compression de cette même tête à travers le détroit inférieur.

Avant de démontrer le mécanisme de l'accouchement naturel, ou le mouvement de rotation-spirale, il est essentiel de faire connoître la structure propre du viscère, qui en est le principal agent.

Le tissu de la matrice est si serré, qu'il est impossible de se faire une juste idée de la structure de cet organe chez les filles ou femmes qui n'ont pas eu d'enfans. Ce n'est que dans l'état de grossesse que le volume considérable de ce viscère permet à l'œil de l'anatomiste exercé de suivre la disposition et l'arrangement de ses fibres, et d'en déterminer la nature.

La matrice, chez les femmes enceintes, n'est pas ronde, comme on l'a prétendu, mais ovoïde, en sorte que son fond, qui, hors l'état de grossesse, forme la partie supérieure, s'affaissant par le poids du placenta qui y est le plus souvent adhérent, forme durant la grossesse une des parois latérales de ce corps ovoïde, dont une des deux extrémités répond à la fosse iliaque droite, et l'autre extrémité à la fosse iliaque gauche. La surface extérieure de la matrice, composée d'un plan de fibres musculaires uniformes, est lisse et polie, tandis que sa surface intérieure est formée par un nombre infini de faisceaux de fibres circulaires, qui des bords de l'orifice montent, et, passant par le point central du fond de la matrice, descendent du côté opposé jusqu'à l'orifice.

Tant que la partie mucilagineuse des eaux

de l'*amnios* donne aux fibres de la matrice la souplesse nécessaire à leur expension, ce viscère se dilate, et cède aux efforts qu'exercent à-la-fois sur tous les points de sa surface interne, et la crue des eaux de l'*amnios*, et le développement du corps de l'enfant. Mais quand le concours de toutes les causes propres à l'irriter vient agir à-la-fois sur cet organe, doué par la nature d'une somme prodigieuse de forces expultrices, il se contracte, ses fibres circulaires dans leur contraction tendent simultanément à décrire des lignes droites, son fond s'élève et s'éloigne de l'orifice ; alors l'enfant est forcé de changer d'attitude, et de prendre actuellement, au commencement du *travail*, la situation que les accoucheurs ont cru jusqu'à ce jour être la plus naturelle. La matrice, secondée par l'action du diaphragme, des muscles abdominaux, et de quarante-huit autres muscles auxquels j'ai donné le nom de *muscles génitaux*, à raison de leurs usages ; la matrice, dis-je, se moule sur le corps de l'enfant, et son fond se contractant, force enfin l'orifice à se dilater par degrés.

Les contractions de la matrice sur les corps étrangers renfermés dans sa cavité, constituent donc ce qu'on appelle *douleurs naturelles* de l'enfantement, et la série de ces douleurs, dont l'intensité s'accroît progressivement, est ce qu'on désigne très-improprement par le mot *travail*, expression qui a attaché à une crise naturelle l'idée d'une manualisation si contraire au vœu de la nature.

En effet, le *travail* de l'enfantement, n'est

point, comme le pense le vulgaire, une mécanique plus ou moins ingénieuse, une com-
binaison de puissances, un concours de lé-
viers dont le jeu opère d'une manière plus
ou moins prompte, plus ou moins efficace,
l'extraction de l'enfant à terme, ou par ses
seuls et propres efforts, ou avec le secours de
l'art qui dans ce cas, ne fait que suivre le
procédé, et suppléer aux efforts de la nature. En deux mots le *travail* de l'enfantement, n'est point l'action de l'accoucheur,
arrachant l'enfant de la matrice, mais la réaction de la matrice livrant l'enfant à l'accoucheur.

Les premières douleurs du *travail* pro-
duisent sur les femmes qui les éprouvent
l'effet d'un aiguillon qui, de temps en temps,
leur darde les flancs, ce qui fit donner à ces
douleurs le nom bizarre de *Mouches*. Quoique cette première époque du *travail*, n'offre
souvent aucune altération sensible dans le pouls,
cependant il est vrai de dire que l'anxiété, l'in-
quiétude, le trouble secret qui agitent la femme
en cet état, sont pour l'accoucheur clair-voyant,
autant de signes certains de la crise naturelle
qui va s'opérer.

La nature ne fait rien d'une manière sou-
daine et violente; le physicien regarde souvent comme le commencement d'une action,
le moment où elle devient sensible pour lui, et
auquel elle est déjà bien avancée. Il semble
que la nature se plaise à nous dérober le premier instant de ses opérations, de peur que
notre impatience ne vienne, en dépit d'elle,
lui en dérober le succès.

L'histoire de la nature est aussi celle des faits propres à démontrer cette vérité. Depuis long-temps le *travail* de l'enfantement se prépare dans la matrice, avant qu'il soit annoncé à l'observateur le plus expérimenté; et comment pourroit-il s'appercevoir de ce travail préparatoire, quand la femme même en qui s'opère ce phénomène ne s'en doute point, à moins que par une disposition particulière, ce premier *travail* ne développe en elle une affection spasmodique, que l'accoucheur routinier confondit trop souvent avec les douleurs naturelles de l'enfantement.

Lorsque les fibres circulaires de la matrice, en se contractant, forcent les corps étrangers renfermés dans sa cavité à commencer la dilatation de l'orifice, alors les douleurs deviennent plus fréquentes et plus aiguës. La femme en travail annonce leur retour, elle paroît même les supporter avec plus d'impatience, parce que la nature lui donne l'instint de connoître que ces douleurs, n'ont point encore le degré d'efficacité nécessaire pour la débarrasser du fardeau qui l'accable. Cette seconde espèce de douleurs que les accoucheurs vulgaires appellent *vraies douleurs*, pour les distinguer des mouvemens spasmodiques auxquels ils donnent le nom de *fausses douleurs*, prend ordinairement dans les reins, et se perd dans cette région, ou se propage dans la région hypogastrique, jusqu'aux parties naturelles.

Ould, le premier et après lui *Smellie* et *Jonhson*, nous ont appris qu'au commencement du *travail*, la situation de l'enfant est telle que sa face est toujours tournée vers l'une des fosses iliaques de sa mère. C'est donc au bord interne et moyen de l'une des fosses iliaques, que la face de l'enfant commence à décrire une spirale, qui va se terminer à la partie interne et moyenne de la cuisse opposée à la fosse iliaque d'où la face est partie. Voici comme je le démontre:

A mesure que l'orifice interne de la matrice se dilate, les parois et le fond de ce viscère, se contractent à la fois sur l'enfant, dont la tête repose sur le détroit supérieur. A chaque nouvelle douleur, cette tête moulée, à travers sa filière naturelle, s'allonge, et s'avance jusqu'à ce que le sommet de l'angle formé par la base du coronal et par les os du nez, vienne la fixer sur le bord interne et moyen de l'une des fosses iliaques. Là, cette tête comprimée de plus en plus prend la figure et la direction nécessaires à ses progrès, à travers l'excavation du petit bassin.

Arrêtons - nous un moment pour admirer la nature, dont la sagesse est empreinte à chaque pas, dans le sanctuaire de la génération. On s'est demandé souvent pourquoi le nez est en partie fixe et en partie mobile. Mais personne, à mon avis, n'en a encore pénétré la véritable cause. Si tout le nez eût été osseux, la tête de l'enfant n'auroit franchi qu'avec peine le détroit supérieur, et l'accouchement eût été très-difficile, pour ne pas dire impossible. Si tout le nez eût été cartilagineux, la tête de l'enfant manquant d'un point fixe propre à sa direction, e seroit engagée à faux dans le petit

bassin. Le nez devoit donc être en partie fixe
et en partie mobile. En effet, lorsque l'enfant
est disposé à s'avancer dans la direction qui
lui convient, les cartilages du nez cèdeut aux
contractions réitérées de la matice, et la tête
franchit le détroit supérieur. Mais le petit bassin, comme nous l'avons déjà dit, étant de figure conique, l'enfant ne pourroit aller plus
avant dans la même direction, si à cette hauteur,
tout ne concouroit à lui faire exécuter un mouvement de rotation, à la faveur des deux es-
paces que les anatomistes ont désigné sous le
nom de diamètres moyens ou obliques, qui
se trouvant plus étendus que le grand diamètre
du détroit supérieur, reçoivent la face de l'enfant, laquelle se porte alors nécessairement
vers la symphise sacro-iliaque, la plus voisine
du bord interne et moyen de la fosse iliaque
qu'elle regardoit au commencement du *travail*,
tandis que l'occiput va se placer à l'union
iléo-pectinée du côté opposê.

C'en seroit assez pour convaincre tout homme
impartial et de bonne foi, 1°. que la nature
a destiné les prétendus diamètres moyens ou
obliques à faire tourner l'enfant dans l'excavation du petit bassin; 2°. que pour l'exé-
cution de ce mouvement de rotation-spirale,
il falloit nécessairement que ces deux espèces
fussent plus grands que le grand diamètre lui-
même; 3°. que ces étendues sont deux en
nombre, afin que la face de l'enfant qui au
commencement du *travail*, regarde tantôt le
côté droit, tantôt le côté gauche de la mère, .
trouvat de chaque côté un espace propre à

la recevoir, et à la diriger dans la concavité du *sacrum.*

Mais, me dira-t-on, pourquoi la tête de l'enfant, au commencement du *travail*, ne s'engage-t-elle pas de préférence à travers l'un ou l'autre des deux diamètres appellés obliques, puisqu'ils sont plus étendus que le grand diamètre du détroit supérieur? Je vais répondre à cette objection, de manière à ne laisser aucun doute à cet égard. Les deux diamètres appellés obliques, sont, en effet, plus grands que le grand diamètre du détroit supérieur. Mais le grand diamètre de la tête de l'enfant, ne peut s'engager à travers l'une ou l'autre de ces deux étendues, qu'après avoir franchi le grand diamètre du détroit supérieur, 1°. à raison de la saillie du *sacrum* qui, des deux côtés, opposeroit au petit diamètre de la tête de l'enfant, un obstacle insurmontable ; 2°. parce que les psoas qui s'étendent, depuis les parties latérales de la région des lombes, jusqu'au petit trocanter du fémur, formant entre-eux un angle aigu, opposent des deux côtés une puissante barrière à la tête de l'enfant, en empêchant son grand diamètre de s'engager à travers l'un des diamètres obliques, avant d'avoir passé par le grand diamètre. Mais à peine le grand diamètre de la tête de l'enfant, a-t-il franchi le grand diamètre du détroit supérieur, que nul obstacle ne s'oppose au mouvement de rotation-spirale, que je vais continuer de décrire.

La face de l'enfant, après s'être reportée vers l'une ou l'autre symphyse sacro-iliaque, va se loger dans la courbure du *sacrum* destinée à la recevoir.

j'ai le premier établi en principe, et ce principe fondamental de pratique, ne sera jamais
démenti par l'expérience et l'observation, que
*la plus grande largeur des épaules d'un en-
fant à terme, est toujours égale au grand
diamètre de sa tête réduite à son plus haut
point de compression.* Je vais me rendre in-
telligible.

Supposons que la plus grande largeur des
épaules d'un enfant à terme, soit de cinq pouces,
je dis que le grand diamètre de la tête de ce
même enfant sera de six pouces ; mais la nature
qui n'a rien négligé pour rendre cette tête susceptible de la plus grande compression, soit en
laissant l'ossification imparfaite, soit en faisant
chevaucher les unes sur les autres les pièces
osseuses qui entrent dans la structure du crâne,
la nature, dis-je, égale toujours le grand diamètre de la tête de l'enfant, à celui que je sup-
pose traverser la plus grande largeur des épaules.
Or, le grand diamètre des épaules d'un enfant
à terme, étant toujours égal au grand diamètre
de la tête de ce même enfant réduite d'un
pouce par l'effet de la compression, il est naturel d'en conclure que dans l'accouchement
par la tête, c'est toujours le grand diamètre
pris depuis la symphise du menton, jusqu'à
l'extrémité postérieure de la future sagittale,
qui fraye le passage aux épaules, tandis que
dans l'accouchement par les pieds, ce sont les
épaules qui frayent le passage au grand diamètre de la tête.

Fort de ce principe, je ne crains plus d'objection solide contre le mouvement de rotation-

spirale dont l'évidence va tomber sous les sens.

A mesure que l'orifice de la matrice se dilate, les douleurs deviennent plus aiguës, et leur effet commence à se manifester par l'écoulement d'une matière glaireuse et sanguinolente, qui a lieu par la vulve, et qui dure quelquefois jusqu'à la fin du *travail* : on dit alors vulgairement que les femmes *marquent*. Voici par quel mécanisme s'opère la dilatation de l'orifice. Toute fibre circulaire, en se contractant, tend à décrire une ligne droite ; les fibres circulaires de la matrice doivent donc nécessairement, dans leur contraction, presser de toutes parts les corps étrangers renfermés dans la cavité de ce viscère, et les pousser du côté qui leur oppose le moins de résistance ; de plus, la disposition particulière des fibres rayonnées du fond de la matrice, que *Ruisch* avoit pris pour un muscle particulier, permet à ce fond de se rapprocher de l'orifice. Or, cette double contraction des parois et du fond de la matrice, doit contraindre l'orifice de ce viscère à se dilater par degrés. Cette action est augmentée par l'effort des eaux de l'*amnios* qui s'avancent dans ce passage. Cet effort est la seconde cause de la dilatation de l'orifice. Voici comment cette cause agit : Lorsque, par la contraction des fibres musculaires, la capacité de la matrice diminue, que son orifice se dilate, et que la portion du *chorion* la plus voisine de cet orifice, se décole et se sépare de la surface interne de la matrice, les eaux dont l'enfant est environné, sont fortement comprimées de toutes parts, excepté vers l'orifice, qui se dilate alors : les eaux s'y portent, une partie de leur action est employée à pousser devant elles les membranes qui les renferment, et l'autre partie s'exerce sur toute la circonférence de l'orifice, qui, pressé, poussé, forcé sur tous les points, cède aux efforts du fluide, qui le dilate sans le meurtrir et sans le déchirer.

Si l'on touche l'orifice de la matrice à l'instant physique de la douleur, on observe qu'il s'ouvre, et que son bord s'amincit dans toute sa circonférence. Les membranes qui contiennent les eaux s'avancent à travers l'orifice dilaté ; elles y forment une espèce de vessie fort tendue par le fluide qu'elle recelle, et dont l'émisphère ressemble à la convexité d'une tymballe, dont la saillie hors de l'orifice empêche de toucher la tête de l'enfant. Mais, après chaque douleur, la tumeur que formoient les membranes distendues par les eaux, s'efface, l'orifice de la matrice se relâche, devient mou, et sa circonférence diminue ; on peut alors distinguer à travers les membranes relâchées, quelle est la partie du corps que l'enfant présente au passage.

Il est bon d'observer ici que, quoique la matrice ait été douée par la nature d'une somme prodigieuse de forces expultrices capables de la débarrasser des corps étrangers renfermés dans sa cavité, si l'art, par ses mauvaises manœuvres, ne vient s'opposer aux efforts de ce viscère ; cependant l'enfant vivant concourt à-la-fois, par l'élasticité naturelle de ses parties, et à la dilatation de l'orifice, et à sa plus prompte expulsion possible. Il est si vrai que l'action de l'enfant seconde celle de la matrice, que lorsque l'enfant y est dans un état absolument passif, et que toutes les parties de son corps sont dans un relâchement complet, comme dans les cas, ou de foiblesse extrême, ou de mort, l'accouchement est alors plus long, plus laborieux et plus difficile à terminer.

Le calme dont jouissent momentanément les femmes en *travail* dans l'intervalle des douleurs, n'est point un calme absolu, mais seulement relatif à l'état violent dans lequel elles se trouvent à l'instant physique de la douleur ; et en effet, l'intervalle des douleurs n'est qu'un moment de relâche, durant lequel la matrice se recueille pour ainsi dire, afin d'agir bientôt après avec plus d'efficacité sur les corps étrangers qu'elle doit expulser.

Quand la fin du *travail* approche, les douleurs se succèdent rapidement, les efforts sont plus violens, et les femmes semblent les supporter avec moins d'impatience, par l'effet naturel de cette loi générale de l'économie, qui établit des rapports médiats entre la fibre nerveuse et la fibre musculaire. Ces rapports sont tels, que la sensibilité nerveuse est toujours en raison inverse de la force musculaire, c'est-à-dire, que la sensibilité nerveuse est d'autant plus vive, que les contractions de la matrice sont moins expultrices, et que la sensibilité nerveuse diminue à mesure que les forces expultrices de la matrice sont plus actives et plus efficaces. Ainsi les premières douleurs du *tra-*

vail de l'enfantement, quoique moins aiguës que les dernières, sont néanmoins plus insupportables que celles-ci, parce que la femme en *travail* a encore assez de force pour lutter contre elles et en neutraliser l'heureux effet. Mais quand la matrice, par son action, triomphe avec avantage des vains efforts qu'on voudroit lui opposer, alors la femme en *travail* succombe, et, dans l'état d'impuissance où la réduit la prostration totale de ses forces, le travail fait les progrès les plus rapides.

Dans l'accès d'une douleur violente, la *poche* qui renferme les eaux crève, et alors si l'ouverture des membranes a lieu sur un des points de leur surface saillante à l'orifice, l'eau que cette *poche* contenoit s'échappe avec impétuosité, jusqu'à ce que la tête de l'enfant, en s'adaptant à l'orifice de la matrice, vienne en intercepter l'écoulement. Mais si la rupture des membranes a lieu à un point quelconque hors de la circonférence de l'orifice, les eaux ne s'écoulent alors que très-lentement à chaque nouvelle douleur; ce qui rend le travail beaucoup plus long.

Après l'évacuation totale ou partielle des eaux de l'*amnios*, la matrice, se contractant par degrés, a besoin, pour agir sur les corps étrangers qu'elle renferme, d'un espace de temps proportionné à la quantité de fluide dont elle veut se débarrasser : alors les douleurs recommencent, la tête de l'enfant franchit l'orifice de la matrice et le détroit inférieur du bassin, la face tournée vers la concavité du *sacrum*, tandis que les épaules

E

franchissent, à leur tour, le détroit supé:
rieur.

Quand la tête de l'enfant est hors de la matrice, le vagin qui la reçoit s'élargit au dépens de sa longueur, en sorte que c'est moins
l'étendue de ce conduit membraneux, que les
parties génitales externes, qui offrent encore
quelque obstacle à la sortie de l'enfant; elles
se dilatent enfin, les nymphes disparoissent,
les grandes lèvres semblent rentrer, la fourchette s'étend et quelquefois se rompt, la tête
se dégage, et sa situation actuelle hors de la
vulve, est telle, que le nez est tourné vers
l'*anus*, et les oreilles chacune vers chaque
partie interne et moyenne des cuisses de la
mère.

En cet état des choses, les épaules de l'enfant,
engagées dans l'excavation du petit bassin, après
avoir franchi le grand diamètre du détroit supérieur; ne pouvant plus avancer dans la
direction de ce même diamètre qui vient de leur
livrer passage, tournent et décrivent dans l'excavation du petit bassin, un arc de quatre-
vingt-dix degrés en ligne-spirale, en sorte que
l'une d'elles vient se placer sous l'arcade des
pubis, et l'autre dans la concavité du *sacrum*,
pour franchir ainsi le grand diamètre du détroit inférieur. Cependant la tête de l'enfant,
dont le grand diamètre est toujours opposé à
celui des épaules, achève enfin son mouvement
de rotation-spirale, et la face se tourne vers la
partie interne et moyenne de la cuisse de la
mère, opposée à la fosse iliaque d'où elle est
partie. Bientôt la matrice expulse les épaules et
le reste du corps ne tarde pas à suivre.

Quant à l'accouchement naturel par les pieds, voici la manière d'y procéder. Si les eaux sont ecoulées, on va saisir d'abord un seul pied de l'enfant ou tous les deux à-la-fois, s'il est possible, dans quelque position qu'ils se trouvent. A mesure que les jambes; les cuisses et le tronc se dégagent, au lieu de tirer avec force les extrémités inférieures, l'accoucheur doit rapprocher successivement ses deux mains parallèles des extrémités supérieures de l'enfant, pour soutenir le tronc et éviter que son poids ne fatigue la matrice et ne déchire la fourchette. Avant de faire franchir aux épaules le grand diamètre du détroit supérieur, il est bon de se déterminer sur le parti que l'on a à prendre à l'égard des extrémités supérieures. Si l'enfant est de volume ordinaire, on laisse les bras dans la matrice, suivant le conseil de *Deventer*, parce que, pour l'ordinaire, ils se trouvent dressés le long des parties latérales de la tête ; or, dans cette situation, ils empêchent l'orifice de la matrice de se contracter sur le cou de l'enfant. Mais, lorsque l'enfant est trop volumineux, on dégage les bras l'un après l'autre, parce que l'expérience a prouvé qu'on gagne, par cette pratique, six à sept lignes d'obstacle en épaisseur sur des parties, où une ligne de volume de plus suffit pour rendre l'accouchement laborieux.

Quand les épaules ont franchi le détroit supérieur, l'accoucheur doit faire exécuter au tronc de l'enfant, le mouvement de rotation spirale nécessaire pour que les épaules viennent se placer, l'une vers les pubis et l'autre vers le coccyx de la mère, c'est-à-dire, dans la direction du grand diamètre du détroit inférieur. La base du crâne plonge alors dans l'excavation du petit bassin et à chaque nouvelle contraction de la matrice, la face glisse le long de la symphyse sacro-iliaque, de l'échancrure ischiatique, se porte ensuite dans la courbure du *sacrum* ; et, à mesure que le menton, la bouche, le nez, le front et le sommet de la tête se rapprochent du bas de la vulve, la nuque de l'enfant roule sur le bord inférieur de la symphise des pubis. C'est pour seconder ce mouvement, que l'accoucheur doit soulever peu-à-peu le corps entier de l'enfant, comme s'il vouloit le coucher sur le dos, la tête en bas le long du ventre de sa mère. Ce mouvement achève de faire franchir les parties molles à la tête de l'enfant.

Cependant tous les accoucheurs mettoient au nombre des obstacles à l'accouchement, la largeur extraordinaire des épaules d'un enfant à terme, après l'expulsion de la tête hors des parties naturelles externes, et la pauvre nature étoit en ceci, comme à bien d'autres égards, traitée sans ménagement et accusée de bizarrerie par des hommes qui auroient eu un plus juste reproche à lui faire, celui de leur avoir refusé les talents nécessaires pour juger de la sagesse de ses opérations.

Le diamètre des épaules d'un enfant à terme, étant toujours égal au grand diamètre de sa tête, la largeur des épaules ne sera plus désormais un obstacle à leur extraction, si l'accoucheur a soin de leur faire décrire un arc de quatre-vingt-dix dégrès en glissant un de ses doigts indicateurs sur l'omoplate droite , et l'autre doigt indicateur sous l'aisselle gauche de l'enfant , afin de leur faire franchir le grand diamètre du détroit inférieur qui a livré passage au grand diamètre de la tête. Ce précepte sur l'extraction des épaules , qui nous a été donné par Charles *White* , précepte que j'ai réduit en principe fondé sur la découverte du mouvement de rotation-spirale , prouve combien étoit vicieuse, à cet égard , la pratique de *Mauriceau* (1).

« Quand l'enfant, dit cet accoucheur cé-
» lèbre , sera arrêté par les épaules, il faut que
» le chirurgien se dépêche promptement de le
» tirer de cette prison , où il est pris par le cou ,
» comme s'il étoit au carcan, car il tarderoit
» peu à y être étranglé; c'est pourquoi , afin
» de l'éviter, il tâchera de faire suivre et passer
» les épaules en tirant médiocrement la tête de
» l'enfant, tantôt par ses côtés , tantôt aussi le
» prenant d'une main par-dessous le menton ,
» et de l'autre par-dessus le derrière de la tête ,
» et ainsi faisant alternativement de côté et
» d'autre, pour mieux faciliter la chose, prenant
» bien garde que le cordon de l'ombilic ne soit
» pas embarrassé autour du cou , et obser-
» vant toujours de ne point tirer cette tête avec
» trop de violence, de peur qu'il n'arrive ce
» que j'ai vu faire devant moi en une ren-
» contre , ou d'un enfant roturier ainsi pris au
» passage , on en fit sur-le-champ un gentil-

(1) Chap. XVIII , page 294.

» homme, en lui arrachant et séparant la tête
» du cou à force de tirer ».

Cette mauvaise manœuvre ne révolte pas
moins que la froide plaisanterie dont elle est as-
saisonnée, de la part d'un auteur dont la dévise
peu modeste sembloit annoncer un praticien
exempt d'erreur. *Me sol non umbra regit*,
épigraphe ridicule, dit *Alphonse Le Roy*, que
quelque plaisant eut pû lui rétorquer, en ren-
versant l'ordre des mots.

J'ai déjà fait sentir le vice de cette pratique,
et j'ose me flatter que chacun de vous est convaincu qu'il seroit évidemment absurde de vouloir s'obstiner a faire passer les épaules dont
le diamètre seroit par exemple de cinq pouces,
à travers la dilatation de l'orifice formée par
le petit diamètre de la tête, lequel, dans la
supposition, ne seroit que de trois pouces à trois
pouces et demi.

Tel est, citoyens, le mécanisme de l'accouchement naturel, ou le procédé simple de la
nature abandonnée à ses propres efforts dans
la plus importante fonction de l'économie, mécanisme que l'art a méconnu jusqu'à ce jour.
C'est au défaut de principes et aux malheurs dont
il fut la source féconde, bien plus qu'à l'impré-
voyance de la nature, que nous devons attri-
buer l'invention infernale d'un millier d'ins-
trumens, de l'opération césarienne et de la
section sigaultienne, moyens mécaniques aussi
inutiles qu'ils sont féroces et meurtriers. La
proscription totale de ces ressources désastreu-
ses, ne sera pas le seul avantage que l'art et
l'humanité recueilleront de la découverte phy-

sique que je soumets à votre examen ; nous n'aurons plus la douleur de voir décoler les enfans, soit en séparant la tête du tronc resté dans la matrice, soit en séparant le tronc de la tête, restée seule dans ce viscère, accident d'autant plus terrible, qu'il est plus difficile d'en extraire un corps rond, dont la surface donne peu de prise à la main de l'accoucheur. Enfin, j'aime à me persuader que, grace à cette découverte, l'art simple et bienfaiteur de multiplier la vie, cessera d'être en France l'art savamment malheureux de multiplier la mort.

AVIS

AU LECTEUR.

L'Institut - National a renvoyé l'examen de ma *Découverte sur le mouvement de rotation-spirale*, etc., à sa classe des sciences physiques et mathématiques, qui, dans sa séance du premier frimaire courant, m'a donné encore pour commissaires les citoyens *Sabatïer* et *Hallé*. Ainsi, de cascade en cascade, ma découverte va tomber entre les mains du scapin chymiste, qui, tirant de son sac quelque nouvelle fourberie, fera rendre un bon jugement, qui la condamnera à quelques années de détention dans les cartons de l'Institut. Ami lecteur, ne m'abandonne pas à mon malheureux sort.

In manus tuas, Domine, commendo spiritum meum.

A Paris, ce 5 frimaire, an 5.

F I N.

DE L'IMPRIMERIE des citoyens **Fauvelle** et **Sagnier**, rue Neuve-d'Orléans, boulevard St.-Denis, n° 230.